DE LA NÉCESSITÉ
D'UN
OFFICE VACCINOGÈNE
POUR LES DEPARTEMENTS

Dédié à Messieurs les Conseillers Généraux

par L. LAURENT, Médecin

A ANZIN

3ME ÉDITION

Puissent, Messieurs, ces lignes que je vous dédie, produire quelque bien pour l'hygiène et la santé publique.

L. LAURENT.

ANZIN
IMPRIMERIE DE RICOUART-DUGOUR
1887

tenir à la disposition du public du vaccin pur, du vaccin qui ne puisse être l'origine d'une diathèse syphilitique ou scrofuleuse ou dartreuse, et, malgré tous les beaux et savants discours, malgré le dévouement apporté par nombre de nos illustrations médicales à défendre une cause aussi vraie, aussi juste, malgré les expériences si concluantes faites à l'Académie de médecine, nous continuons par routine, par habitude ou mieux par ignorance, à prendre du vaccin pour nos enfants, sur des sujets dont les parents sont quelquefois syphilitiques, souvent scrofuleux ou dartreux et toujours soupçonnables de quelque affection susceptible de se transmettre par hérédité et aussi par inoculation vaccinale. La scrofule continue à gagner du terrain et à étaler de plus en plus ses hideuses cicatrices. La diathèse scrofuleuse continue à régner en maîtresse et à se reconnaître à première inspection *chez presque tous les malades de très importantes localités*, et malgré les sacrifices consentis, par nos représentants, pour des traitements spéciaux aux enfants scrofuleux, malgré l'iode, malgré les bains de mer, malgré toutes les précautions prises par les familles pour éviter de faire souche avec des scrofuleux, malgré l'arsenal de médicaments employés avec plus ou moins d'à-propos, *la scrofule, cette expression manifeste d'une déchéance vitale*, continue à se reproduire non seulement sous l'influence de toutes les causes débilitantes, *mais aussi par son inoculation avec le vaccin*, « c'est qu'en face de cette affreuse mégère, *il faut non seulement combattre, réprimer, mais prévenir.* »

Quant à la syphilis vaccinale, il suffit de prendre

connaissance des intéressantes observations rapportées par M. le docteur Depaul, membre de l'Académie de Médecine et Professeur à la Faculté de Médecine de Paris, pour être convaincu de sa réelle existence, en connaître les dangers, et devenir partisan de la vaccination animale.

Je prends donc la liberté d'en rapporter ici un certain nombre, bien certain qu'on ne pourrait faire mieux, pour mettre au grand jour les inconvénients de l'ancienne vaccine, en même temps que les avantages de la nouvelle.

II

Il n'en est pas de la vaccine comme de la plupart des maladies qui ne frappent qu'en petit nombre, elle, au contraire, s'adresse à tous et pour qu'elle soit réellement un bienfait, il ne faut pas qu'elle puisse devenir le point de départ d'une calamité publique.

Depaul.

(Discussion sur la vaccination animale).

Voici l'extrait d'un rapport résultant d'une enquête faite à Auray (Morbihan) et dans quelques villages, et concluant à de nombreux cas de syphilis vaccinale.

Nous étions à Auray le 19 Août 1866.

C'est le 13 Novembre que notre rapport fut communiqué à l'Académie. Le 20 du meme mois, Monsieur le ministre de l'agriculture, du commerce et des travaux publics, nous transmet de nouveaux documents, dont la nature est parfaitement indiquée dans sa lettre d'envoi. Elle commence ainsi : J'ai l'honneur de vous adresser une lettre de Monsieur le Préfet du Morbihan, et divers documents relatifs aux accidents de nature syphilitique, qui auraient été observés dans plusieurs localités, sur un certain nombre d'enfants.

Ces documents consistaient : 1° Dans un rapport de M. le docteur Bedelio (de Lorient) médecin des épidémies, *se rattachant aux faits dont nous avions déjà rendu compte;* 2° Dans diverses lettres d'un autre médecin et de quelques maires, relatives *à d'autres faits signalés à Vannes* et qui auraient éveillé la sollicitude de l'autorité. Monsieur Bedelio qui avait examiné les mêmes enfants que nous, tous vaccinés avec le même vaccin par la sage-femme Lemouel, de la commune de Grand-Champs, s'exprime ainsi :

Voici ce que je constatai: Les pustules vaccinales étaient con-
verties en ulcérations larges et profondes, à bords taillés à pic,
reposant sur une base de tissu engorgé et dur, quelquefois iso
lées, souvent confondues les unes dans les autres, de manière à
ne plus constituer qu'un seul foyer de 4 à 5 centimètres de longueur, et d'un demi à 2 centimètres de largeur, d'une forme toujours irrégulière. Les ulcérations, lorsqu'elles restaient séparées,
mesuraient un centimètre et demi au moins de diamètre, présentaient une forme généralement arrondie. Des trois ulcérations
qui existaient à chaque bras, c'étaient tantot la superieure, tantôt
l'inférieure et jamais la moyenne qui présentait le plus de surface.
C'est pourquoi lorsque les trois ulcérations se confondaient entre
elles, il y avait toujours une sorte d'étranglement au milieu.
Presque tous les sujets avaient les ganglions occipitaux ou cervicaux ou surtout axillaires considérablement tuméfiés. Chez
quelques-uns, les ganglions du cou et des aisselles l'étaient à la
fois. Le plus ordinairement ces engorgements n'étaient prononcés
que d'un coté seulement, à droite de préférence. Cette disposition
était-elle due à l'habitude qu'ont les nourrices d'allaiter les enfants
en les couchant sur le coté droit pour leur présenter le sein gauche? J'appris plus tard que chez plusieurs, les glandes lymphatiques de l'aisselle étaient entrées en suppuration. Pour l'un d'eux,
la fonte purulente a été tellement étendue que les téguments ont
été dévorés et que les deuxième et troisième cotes mises à nu
ont éprouvé une certaine perte de substance. Malgré tous ces
ravages et en dépit de la chétiveté de sa constitution, cet enfant
a guéri. Je crois avoir dit déjà que le tissu cellulaire et la peau
environnant les ulcérations étaient fortement congestionnés, de
couleur rouge-violacé, résistant au toucher et indolore. Presque
toutes étaient couvertes d'une croûte jaune, comme d'un opuscule,
à surface lamellée, adhérente au centre et détachée irrégulière-
ment à la circonférence. Celles qui avaient perdu leur croûte
avaient l'aspect phagédénique. Des unes et des autres, surtout des
dernières, s'écoulait un pus jaunâtre et ichoreux. C'est à partir du

douzième au quinzième jour de la vaccination que les pustules avaient ainsi commencé à dégénérer. Par conséquent le jour où l'on y avait puisé le vaccin, elles ne présentaient rien de particulier qui dût faire surseoir à la vaccination d'autres enfants.

Un grand nombre des enfants que j'ai visités à Sainte-Anne-Plumeret présentaient en outre des taches nombreuses de la roséole syphilitique sur le ventre et à la partie interne et antérieure des cuisses et des jambes. Trois d'entre eux offraient de larges ampoules de pemphigus aux pieds et aux mains. Quatre autres étaient affectés aux lèvres de pustules généralement appelées plates. La peau était gercée et d'une couleur cuivrée. Sur ces quatre, deux avaient les commissures des lèvres fissurées de chancres. Deux ou trois mères nourrices éprouvèrent plus tard, par suite de l'allaitement, des gerçures de mauvaise nature aux mamelons.

Je crois devoir faire observer ici que les accidents remarqués chez les enfants ont augmenté d'intensité en raison des stations successives parcourues par la sage-femme. C'est ainsi qu'ils ont été plus violents à Sainte-Anne Plumeret et à Plumergat, dernier terme de son excursion, qu'à Brandivy et à Camors qui ont été ses points de départ. Il semblait que la virulence du principe croissait au fur et à mesure qu'on y puisait davantage.

Je passe à l'itinéraire suivi par la sage-femme de Grand-Champs C'est ainsi que nous l'avons déjà dit, le 5 juin qu'elle a vacciné dix-sept enfants à Brandivy, vingt-six à Camors, trente-et-un à Plumergeat, trente à Sainte-Anne Plumeret, total cent-soixante-quatre. Un seul et même sujet, l'enfant Rosnarho, a fourni du vaccin à cette énorme collection. Six piqûres lui avaient été pratiquées à chaque bras à cet effet. Huit jours plus tard, deux enfants de cette série ont transmis du vaccin à vingts-trois enfants du bourg de Plumeret même. Eh bien ! tous ces enfants au nombre de cent-vingt-sept ont été à des degrés différents atteints des mêmes symptômes d'infection vénérienne. *Sur ce chiffre de cent-vingt-sept, une trentaine tout au plus ont été soumis à un traitement spécifique par les mercuriaux* et surtout par l'iodure de potassium, et *ils ont toujours guéri*. Mais les quatre-vingt-dix-sept autres, soit par insouciance, soit par une fausse honte, malgré l'emploi de toutes les influences légitimes, n'ont pas été présentés au médecin, *et cependant tous aussi de leur côté paraissaient avoir guéri ; du moins n'a-t-il été signalé aucun cas de décès parmi eux,* non plus que d'accidents secondaires ou tertiaires jusqu'à ce jour. J'ai visité soixante-dix jours après l'insertion vaccinale une vingtaine d'enfants à Camors. Ils ne m'ont présenté aucun signe d'accidents consécutifs. Et cependant presque tous avaient ressenti les mêmes symptômes que ceux de Sainte-Anne Plumeret et de Plumergat. A cette époque de ma visite, les engorgements lympathiques des ganglions cervicaux et axillaires s'étaient dissipés. Ces tumeurs chez aucun n'étaient il est vrai, entrées en suppuration. Les cicatrices vaccinales seulement étaient très déprimées, à bords irréguliers, à fond rouge, et taillées à pic comme sous l'action d'un emporte-pièce. Trois de ces enfants, par suite de la conversion des pustules en une seule ulcération, offraient au bras droit une large cicatrice avec amincissement et même destruction du derme et amaigrissement du membre, ainsi qu'on l'observe à la suite d'un vésicatoire qui a longtemps suppuré. Ces cicatrices présentaient encore une longueur de 3 centimètres et 2 centimètres au moins de largeur, preuve que les susdites ulcérations ont eu tous les caractères d'un chancre rongeur. Je ne puis encore m'expliquer comment, sans l'emploi d'autre traitement que des soins de propreté ces enfants ont guéri. Ce serait à faire douter de la nature syphilitique de cette déplorable vaccination. Je n'ai pas visité les enfants de Brandivy vaccinés au nombre de dix-sept, je suis porté à penser qu'ayant traversé les mêmes phases que ceux de Camors, ils sont arrivés comme eux à une guérison spontanée. Quarante enfants ont été vaccinés avec du vaccin de même provenance à Grand-Champs. Que s'est-il passé pour eux ? Je l'ignore. Faut-il admettre qu'eux aussi ont guéri seuls ?

Quant aux enfants de Plumergat, de Sainte-Anne et de Plumeret que je n'ai point revus depuis longtemps, je suis persuadé qu'aujourd'hui ils sont guéris, ils présentent des cicatrices déprimées à fonds rouges, taillées à pics, comme je les ai observées chez les enfants de Camors soixante-dix jours après l'insertion vaccinale et que les engorgements glandulaires du cou et des aisselles ont aussi complètement disparu, et sans traitement.

De quelle nature étaient les accidents observés à Auray par M. Bodelio ? Voici sa réponse :

Évidemment ils étaient de nature syphilitique.

Le 29 février 1867, M. le sous-préfet de Figeac informait M. le préfet du Lot, qu'à la suite d'inoculatons vaccinales pratiquées dans son arrondissement, *des manifestations syphilitiques s'étaient déclarées sur un grand nombre d'enfants et aussi sur des nourrices.* Sans perdre un instant, M. le préfet chargea MM. Clary et Clary de faire une enquête. En voici les résultats :

Au mois d'août 1866, M. le docteur Nastorg, médecin-vaccinateur du canton de Lachapelle-Marival, remit à M. Lafaye, officier de santé à Cardeillac, du virus vaccin pris sur un enfant robuste, et dont les parents paraissaient sains, et le chargea de pratiquer les vaccinations dans sa commune.

M. Lafaye inocula d'abord un petit garçon du nom de Mas, qui lui avait paru sain, et dont l'éruption vaccinale fut normale. C'est cet enfant âgé de trois mois qui fournit du vaccin le 19 et 20 août pour en inoculer vingt-deux autres.

« L'éruption vaccinale ne fut pas régulière sur plusieurs de ces enfants. Un grand nombre de boutons mirent près de deux mois à guérir, bientôt après des symptômes alarmants se montrèrent sur diverses parties du corps. Les mères et les nourrices effrayées demandèrent des conseils médicaux à M. le docteur Frayssi et à M. Lafaye. Malgré la thérapeutique mise en usage (pilules de proto-iodure de mercure et solution d'iodure de potassium), peut-être aussi parce que le traitement ne fut pas rigoureusement suivi, les progrès du mal continuèrent, et des plaintes furent portées à l'autorité. »

Le 2 mars 1867, MM. Clary et Guary se transportèrent à Cardeillac. Ils visitèrent le vaccinifère (Georges Mas). Ils le trouvèrent bien portant, et depuis il n'a pas été malade. Ils ont noté cependant que c'est un enfant naturel, et que s'ils l'ont choisi, c'est parce que sa mère, qui est assistée temporairement, ne pouvait se refuser à laisser prendre du vaccin, ce que font presque toutes les autres.

Ils se rendirent ensuite auprès des enfants vaccinés. Ils en trouvèrent 13 qui présentaient des accidents syphilitiques. Ils sont inscrits sous les numéros 4, 5, 6, 8, 9, 10, 12, 13, 14, 17, 19, 20 et 24.

Voici ces observations, je les rapporte textuellement :

Obs. IV. — C. H...., onze mois. Cicatrices vaccinales violacées avec une légère induration. L'évolution de la vaccine n'a pas été régulière et les boutons ont suppuré près de deux mois. Vers le milieu d'octobre 1866, des plaques muqueuses se développèrent à la marge de l'anus. Le 2 mars, il en reste encore une à droite. Ganglions cervicaux postérieurs engorgés. Gorge saine. Pas de tâches ou de boutons à la peau ou à la tête.

Sa mère, qui le nourrit et qui n'a jamais été malade jusqu'alors, a vu se développer sur le mamelon droit une ulcération qui a duré quatre semaines. La cicatrice n'est pas indurée. Sur l'amygdale droite, le 2 mars, on constate une ulcération lenticulaire. Le 6 mars petite ulcération sur l'amygdale gauche. Un furoncle sur l'avant-bras droit qui dure depuis plus d'un mois. Ganglion engorgé dans l'aisselle droite. Il n'y a pas eu de tâches ou de boutons sur le corps, et nous n'avons trouvé en somme chez elle rien qui soit spécifique.

Obs. V. — E. G...., dix mois. Placée en nourrice à Cardeillac, ses parents sont à Paris. A été traitée par M. Lafaye, qui a constaté au mois de novembre des plaques muqueuses à l'anus et sur les organes génitaux (cela était guéri le 2 mars). Santé débile, aspect cachectique, n'avait pas eu de manifestations syphilitiques avant l'inoculation vaccinale. Deux cicatrices rougeâtres et dures sur le bras droit, produites après une suppuration de deux mois. Anus un peu rouge. Impétigo du cuir chevelu. Alopécie antérieure. Les cheveux repoussent. Ganglions inguinaux et cervicaux développés.

Obs. VI. — A. P...., quinze mois. Etat général satisfaisant ; a également ses parents à Paris. Bien portant jusqu'au mois d'octobre. Boutons de vaccine à longue suppuration, deux à droite, un à gauche. Cicatrices livides et indurées ; a eu des plaques muqueuses et des boutons et tâches sur le corps. Cheveux blonds et abondants le 2 mars. Etat général satisfaisant. Deux crêtes de coq à l'anus reposant sur un tissu cicatriciel. Ganglions cervicaux engorgés. La nourrice E. G...., saine antérieurement, a eu depuis des ulcérations aux deux seins et sur le côté gauche de la langue. Il n'en reste plus de traces le 6 mars. Deux ganglions axilaires à gauche. Eruption pustuleuse sur le cuir chevelu, sur les épaules et sur le dos accuse des douleurs générales.

Obs. VIII. — E. B...., dix-huit mois. Etat général assez bon. Trois boutons de vaccine régulière à chaque bras. Un quatrième bouton à droite, qui a longtemps suppuré et laissé une cicatrice dure et livide. Petite cicatrice à la partie supérieure de l'anus. A eu longtemps des ulcérations sur la langue et sur les amygdales. Ganglions cervicaux postérieurs très gros. Alopécie impétigineuse presque complète. Croutes. Pas de tâches sur le corps.

Sa mère qui le nourrit n'est pas malade.

Obs. IX. — J. L...., dix mois. Chevelure conservée. Etat général satisfaisant. Force moyenne. Trois cicatrices blanches à gauche, deux à droite qui sont rouges et un peu dures à la suite d'une longue suppuration. Cicatrices à l'anus du côté droit. A eu des plaques muqueuses aujourd'hui guéries. Pléiade ganglionnaire inguinale et cervicale.

La mère n'est pas devenue malade.

Obs. X. — F. G...., dix mois. Cicatrices vaccinales violacées. Pustules et taches rouges ou cuivrées à la partie postérieure des cuisses, sur le cou et la poitrine. Les cheveux qui étaient tombés repoussent. Un tubercule à sommet ulcéré.

La mère a eu une petite plaie au sein droit probablement non spécifique.

Obs. XII. — E. L...., un an, cicatrices rouges, longues à se faire. Plaque muqueuse, grande comme une pièce de 1 franc à la partie droite de l'anus, avec deux fissures profondes. Une pustulle plate à la partie externe et moyenne de la cuisse droite. Pas d'alopécie, pas de boutons. Rien à la bouche. Ganglions nombreux engorgés.

Mère non malade.

Obs. XIII. — H. C...., quatorze mois. Assez robuste. Deux cicatrices vaccinales rouges et indurées. Deux cicatrices de plaques muqueuses à l'anus. Rougeur érythémateuse dans le pli de l'aine. Impétigo avec alopécie partielle. Ganglions cervicaux et inguinaux assez gros.

La mère n'a eu qu'une excoriation au sein.

Obs. XIV. — M. B...., dix-huit mois. Petite fille chétive. Six piqûres longues à se cicatriser. Au mois d'octobre manifestation des premiers accidents. Plaques muqueuses à l'anus et sur la langue. Coryza avec érosion de la membrane muqueuse.

Mère bien portante.

Obs. XVII. — A. M.., quatorze mois. Cicatrices vaccinales livides, indurées, coryza avec érosion de la muqueuse. Plaques muqueuses sur la langue et à l'anus. Pustules plates sur la partie antérieure du cou. Croûtes et alopécie, ganglions cervicaux postérieurs très développés.

La mère a eu un abcès au sein.

Obs. XIX. — E. M...., vingt mois, sevrée avant la vaccination. Deux cicatrices suspectes sur le bras droit, une sur le bras gauche. Alopécie. Ganglions cervicaux. Plaques muqueuses à l'anus et sur les grandes lèvres. Ulcération sur l'amygdale droite. Enrouée depuis trois mois.

Obs. XX. — M. M...., deux ans et demi, six boutons de vaccine à longue suppuration. Cicatrices bistrées, une suintant encore. Plaques muqueuses à la vulve et à l'anus. Ganglions engorgés.

La mère ne donnait plus à téter.

Obs. XXIV. — M. S...., quinze ans et demi. Visitée le 15 février par M. le docteur Alby. Ulcération rouge et superficielle occupant les amygdales. Ganglions cervicaux postérieurs engorgés. Plaques muqueuses à l'anus. Pléiade ganglionnaire inguinale.

En résumé, ajoutent nos confrères du Lot, sur 22 individus inoculés avec le vaccin pris sur le jeune Mas, 13 ont été contaminés et 9 ne paraissant pas avoir été affectés. Il n'y a pas eu de cas de mort.

Nul doute pour eux que la syphilis n'ait été transmise au moment de la vaccination. D'où est venu le virus syphilitique? Ils n'ont pu donner à cette question une solution définitive. Le vaccinifère *a paru* sain. Quant à la mère, les avis sont partagés. M. Clary pense qu'elle est bien portante. M. Guary au contraire, dans un rapport *entièrement confirmatif* de celui de son confrère, fait une réserve expresse sur ce point. Voici comment il s'exprime : « M. Clary dit d'après les examens faits : Il me paraît *probable* que Victorine Mas (la mère du vaccinifère) n'a pas eu d'accidents syphilitiques et il est *certain* qu'elle n'a pas en ce moment de manifestations suspectes, c'est aussi l'avis de mes honorables confrères. Puis il ajoute : « Une formule plus dubitative rendrait mieux ma pensée intime et j'aimerais mieux la rédaction suivante : D'après ces examens, il est *douteux* que Victorine Mas ait eu des accidents syphilitiques et que les symptômes ou lésions relatées, leucorrhée, ulcération rougeâtre du col de la matrice, érosions aux plis des petites lèvres, soient des manifestations suspectes. »

Il résulte donc du rapport de Messieurs Guary et Clary qu'un enfant du nom de Mas, *paraissant parfaitement sain*, a fourni du vaccin pour 22 enfants, et que parmi ces 22 enfants, il en est 13 qui ont présenté tous les symptômes d'une affection syphilitique bien caractérisée.

(DEPAUL Loc-Cit).

La science est en possession d'un grand nombre de faits de transmission de la syphilis par la vaccination.

(THÈSE DE DELZENNE)
(*Ex-Interne à Saint-Lazare*).

L'idée qu'il est possible de transmettre la syphilis par la vaccination humaine, c'est-à-dire de bras à bras, est un épouvantail capable de faire perdre toute confiance dans ce procédé de vaccination. Qui donc du reste consentirait à laisser vacciner un de ses enfants avec du vaccin d'un enfant dont le père ou la mère serait soupçonné d'être syphilitique, ou scrofuleux, ou dartreux?

Le bon sens le plus élémentaire ne prescrit-il pas d'agir avec la même prudence quand il s'agit de vaccin pris à un enfant dont le père serait malade de la poitrine.

III

Laissons de nouveau la parole à Monsieur Depaul pour ses observations si concluantes. Dans une seconde série d'expériences, il s'exprime ainsi :

Dans les premiers jours du mois de novembre 1865, j'appris qu'un jeune homme de vingt-sept ans, qui était venu se faire vacciner à l'Académie le 19 août de la même année, présentait des accidents graves dont la nature syphilitique n'avait pas paru douteuse à M. le docteur Millard qui le soignait, ainsi qu'à plusieurs autres confrères qui avaient été consultés.

Vivement ému, je crus qu'il était de mon devoir d'aller à la recherche de tous les individus qui avaient été vaccinés dans la même séance, et des enfants qui avaient fourni le vaccin.

M. Lanoix, qui avait été informé quelques jours avant, en avait déjà vu quelques-uns. Il se joignit à moi pour compléter cette enquête douloureuse.

Nous trouvâmes sur les registres de l'Académie les noms et les adresses de neuf enfants qui avaient été vaccinés le 19 août 1865, plus M. X..., dont les accidents nous avaient mis sur la voie, et enfin l'indication de 33 ouvriers de l'administration militaire (quai de Billy). Nous y relevâmes aussi l'adresse des deux enfants qui avaient fourni le vaccin.

Je n'insisterai pas sur le temps employé, et sur les peines que nous causèrent d'aussi nombreuses investigations qui durent être renouvelées un grand nombre de fois pendant plus de deux mois. Nos efforts ne furent pas inutiles, nous retrouvâmes les vaccinés, et nous pûmes être utiles à un grand nombre d'entre eux en leur prodiguant nos soins.

La science y aura gagné un nouvel exemple qui servira à ouvrir les yeux à ceux qui seraient tentés de nier encore la réalité de la *syphilis vaccinale*.

Pour ne rien omettre de ce qui se rapporte à ce fait important, je dois ajouter que ce jour-là, 19 août, les vaccinations ne furent pas pratiquées par moi. J'avais été pris à l'improviste, et retenu par un devoir impérieux de ma profession auprès d'une femme qui était en danger.

Les inoculations furent faites par un employé de l'Académie bien connu de M. Guérin, et qui depuis longues années remplissait parfois le même office. J'ai regretté plus que personne qu'il en ait été ainsi.

Voici maintenant les observations. Je vais commencer par celle qui a été recueillie par M. Millard. Je la donne telle qu'elle m'a été remise par ce distingué confrère.

Transmission de la syphilis par la vaccine. — M. A. X..., âgé de vingt-sept ans et demi, neveu d'un médecin spécialiste très-connu, n'avait jamais eu d'autres accidents vénériens, que deux blennorrhagies intenses. Je lui ai donné des soins pour la première fois en septembre 1864, à l'occasion d'un rhumatisme compliqué et très douloureux du membre supérieur droit. Au mois d'août 1865, il se disposait à partir pour l'Allemagne, lorsqu'il apprend que son père, âgé de soixante ans, domicilié à Francfort-sur-le-Mein, est atteint de variole. Bien qu'il ait été vacciné dans son enfance et qu'il porte aux deux bras des cicatrices très apparentes, on juge prudent de le faire vacciner avant son départ. Son oncle, le docteur X..., lui donne une lettre de recommandation pour le professeur Depaul, avec laquelle il se présente à l'Académie de médecine le samedi 19 août 1865. En l'absence de M. Depaul, la personne attachée au service de vaccination, pratique la petite opération à M. X... avec du vaccin pris sur un enfant âgé d'environ six mois, mais pâle et d'assez chétive apparence. Le même jour, un grand nombre de soldats de la garnison de Paris et plusieurs enfants ont été vaccinés avec du vaccin pris sur le même sujet. M. X... n'a pas fait attention si les pustules vaccinifères étaient ou non saignantes. On lui a pratiqué six piqûres, trois à chaque bras, au lieu d'élection. Quatre seulement ont pris, les deux supérieures de chaque côté; quant aux inférieures, elles paraissent avoir avorté. C'est dans ces conditions que M. A. X... part pour Francfort. Durant son séjour dans cette ville, il montre au médecin de sa famille les quatre boutons qui se sont développés; on n'y constate rien d'extraordinaire. Les croûtes tombent vers le 12 septembre.

De retour à Paris, M. A. X... est tout étonné de voir, vers le 20 septembre, un mois après la revaccination, paraître deux nouveaux boutons de vaccine au niveau des piqûres inférieures de chaque bras, lesquelles n'avaient rien présenté jusque-là. Il ne sent pas plus de démangeaisons que pendant l'évolution des premiers boutons, et tout en étant surpris de ce développement tardif, il n'y attache aucune importance. Ces boutons se convertissent bientôt en croûtes sèches et brunâtres.

Vers le 22 octobre, M. A. X... commence à être pris de douleurs de tete très violentes, qui reviennent toutes les nuits, *dès qu'il a la tête sur l'oreiller*, et qui le privaient de sommeil. Il se plaint aussi de quelques douleurs vagues dans la poitrine. Deux ou trois jours après l'invasion de cette céphalalgie, il aperçoit sur la face antérieure de la poitrine et sur le ventre quelques rougeurs insignifiantes qui ne lui causent aucune démangeaison. Les douleurs de tete deviennent si insupportables qu'il se décide à venir le lundi 6 novembre me demander conseil pour son rhumatisme qui, dit-il, le reprend dans la tete. Il se plaint en outre d'un peu de malaise général. Après avoir examiné très imparfaitement le devant de la poitrine et les avant-bras, en écartant la chemise et en retroussant simplement les manches et n'y avoir pas constaté d'éruption, je croyais à une névralgie et m'apprêtais déjà à conseiller le traitement le plus habituel de cette affection (sulfate de quinine, extrait thébaïque, ou pilules de méglin, etc., etc.), lorsque dans la conversation et presque par hasard, M. A. X... vint à me parler de son voyage en Allemagne, des circonstances de sa revaccination, des deux dernières pustules qui avaient été si en retard sur les autres, et dont les croûtes n'étaient pas encore tombées, soixante-dix-huit jours après l'opération. Ce fut pour moi un trait de lumière, et je fis immédiatement déshabiller le malade; à la partie supérieure de chaque bras existait une croûte épaisse, brunâtre, surmontée de deux petites cicatrices récentes de vaccine régulière. La croûte du bras droit ne différait pas sensiblement par ses dimensions, sa couleur brune et son épaisseur, des croûtes vaccinales légitimes;

mais celle du bras gauche était beaucoup plus large, de forme conoïde, de couleur très foncée, noir verdâtre, très épaisse, et comme formée de plusieurs couches écailleuses; elle rappelait les croûtes du *rupia*. Il était difficile de sentir de base indurée sous ces croûtes, mais depuis qu'elles sont tombées, cette induration a été perçue manifestement. Je constatai en outre dans chaque aisselle plusieurs ganglions lymphatiques tuméfiés et indolents, formant une véritable pléiade.

Enfin, sur les bras, sur la poitrine, mais surtout sur les régions latérales et postérieures du tronc, existait une éruption papulo-vésiculeuse beaucoup plus étendue et plus marquée que ne disait M. A. X... Cette éruption, absolument indolente, avait tous les caractères d'une syphilide, elle n'avait pas envahi les membres inférieurs. Il n'y avait pas eu de maux de gorge et l'isthme du gosier était sain. Les cheveux n'avaient pas commencé à tomber; au moment de l'invasion des maux de tête, plusieurs petites croûtes s'étaient formées sur le cuir chevelu, mais elles n'ont pas tardé à disparaître. L'examen des régions occipito-mastoïdiennes ne faisait constater qu'un seul ganglion légèrement tuméfié. Les caractères de la céphalalgie étaient ceux qu'on assigne à la syphilis; elle s'exaspérait la nuit, n'était pas limitée à un côté, prédominait plutôt au sommet de la tête, et semblait augmenter par la pression; elle redoublait d'une manière très sensible au contact et à la chaleur de l'oreiller.

En dernière analyse, j'inspectai minutieusement les organes génitaux; ils étaient sains, et ne portaient aucune cicatrice; il n'y avait dans les aines aucun engorgement ganglionnaire et de plus le malade, interrogé de nouveau avec insistance, affirmait n'avoir jamais eu de chancres.

Je demeurai convaincu, après cet examen, que M. A. X... était atteint de syphilis vaccinale; que cette syphilis lui avait été inoculée le 19 août, que les croûtes qui existaient encore aux bras près de quatre-vingt jours après l'inoculation, recouvraient deux ulcérations de nature chancreuse, que les engorgements ganglionnaires des aisselles en étaient la conséquence, et devaient exister depuis longtemps, qu'enfin l'apparition presque simultanée de la céphalgie et de l'éruption cutanée vers le 22 octobre, c'est-à-dire au bout de deux mois, confirmaient le mode d'évolution le plus habituel de la diathèse syphilitique.

Très-ému et presque embarrassé de cette découverte, comprenant toute la gravité d'un fait semblable, puisque c'était à l'Académie de médecine que l'inoculation avait eu lieu, six mois à peine après une discussion célèbre, je devais tenir à ce qu'il fut constaté par un médecin dont le témoignage ne pût être révoqué en doute, et séance tenante, je conduisis moi-même M. A. X... chez mon excellent maître et ami M. le docteur Hardy.

Après avoir examiné et interrogé le malade, l'habile médecin de l'hôpital Saint-Louis n'hésita pas à porter le même diagnostic, et à déclarer que la syphilis avait été inoculée au mois d'août par les piqûres de vaccin. Nous arrêtâmes un traitement mixte composé de pilules de proto-iodure de mercure et d'une solution d'iodure de potassium. Ce dernier médicament devait avoir pour effet de débarrasser promptement le malade de sa céphalalgie si pénible. Je donnai aussi à mon client le conseil de prévenir immédiatement son oncle, le docteur S... Celui-ci conduisit le soir même du 6 novembre, son neveu chez M. le docteur Ricord. L'éminent syphiliographe, qui, on se le rappelle, avait au mois de janvier dernier, combattu à l'Académie avec une grande vivacité les conclusions du rapport de M. Depaul, et qui avait contesté plusieurs des observations invoquées dans ce rapport, n'a pas hésité, dans le cas actuel, à se rendre à l'évidence, et à reconnaître que chez M. A. X..., la revaccination avait été le point de départ de la syphilis. Il prescrivit un traitement identique. J'ai revu le malade plusieurs fois depuis ; la croûte du bras droit est tombée vers le 9 novembre, et a été remplacée par une cicatrice arrondie, rougeâtre, très peu saillante et légèrement indurée. Le 14 ou 15 novembre, la croûte du bras gauche s'est détachée à son tour, et a fait place à une cicatrice large, circulaire, à base manifestement indurée, et semblable à celle d'un chancre. La céphalalgie a disparu rapidement sous l'influence de l'iodure de potassium pris concurremment avec des pilules de proto-iodure ; l'éruption du tronc, après avoir un peu augmenté, commence déjà à pâlir, mais elle est encore très caractérisée, ainsi que plusieurs de nos collègues ont pu s'en assurer au commencement de cette séance (22 novembre). Le malade continue de suivre régulièrement les prescriptions de M. Ricord, et tout fait espérer qu'il sera promptement guéri. Aujourd'hui et depuis longtemps déjà la guérison est complète et paraît définitive.

Faits relatifs aux neufs enfants vaccinés dans la même séance.

Obs. I. — C... (E.), âgé de onze mois. La mère de cet enfant paraît parfaitement saine. Le père est petit et porte les traces d'un rachitisme ancien, et guéri depuis longtemps. A part quelques écoulements gonorrhéiques qui remontent à dix ans, il assure n'avoir jamais eu d'accidents syphilitiques proprements dits.

Outre l'enfant dont il est question et avant lui, ils ont eu deux enfants qui vivent et qui sont bien portants, la mère n'a jamais fait de fausse couche.

Le 19 août 1865, E. C... fut vacciné à l'Académie (six piqûres, trois à chaque bras).

Sur les *six* piqûres, quatre seulement prirent, et au bout de trois semaines, elles avaient parcouru toutes leurs évolutions normales.

Quinze jours après, c'est-à-dire cinq à six semaines après l'inoculation, on vit paraître sur deux des cicatrices du bras droit, et sur l'une du bras gauche un gros bouton qui s'éleva, s'agrandit et atteignit la largeur d'une pièce de cinq centimes.

Lorsque cet enfant fut examiné par M. Lanoix, le lundi 13 novembre, il fut trouvé dans un état déplorable, figure de petit vieillard, état cachectique profond.

Sur les bras des ulcères indurées. *Roséole* répandue sur toute la peau.

Plaques muqueuses derrière l'oreille droite, ainsi qu'au pourtour de l'anus.

Ganglions axillaires volumineux, indolents.

Pléiade ganglionnaire dans la région cervicale.

Enchifrènement.

Ce même jour 13 novembre, il fut conduit à la consultation de M. Ricord, qui consigna par écrit le diagnostic suivant :

« Syphilis vaccinale. Chancres indurés des bras, (forme *ulcus elevatum.)*

Engorgement indolent des ganglions axillaires, accidents secondaires, roséole, éruption lenticulée. »

Un traitement mercuriel continué pendant deux mois amena la guérison.

Obs. II. — C... (J.), fille de vingt-et-un mois. Cette petite fille vient de parents parfaitement sains (a été élevée au biberon.)

Elle avait déjà été vaccinée trois fois sans succès lorsqu'elle fut conduite à l'Académie le 19 août 1865.

Les parents ayant fait connaître ces trois insuccès antérieurs, on prit pour l'inoculer du vaccin sur les *deux* enfants qui en fournirent ce jour-là.

Cette fois encore, le *vaccin ne prit pas,* mais environ quatre à cinq semaines après l'inoculation sur deux des points où des piqûres avaient été faites, un sur le bras droit et un sur le bras gauche, on vit apparaître une élevure rouge, qui bientôt se recouvrit d'une large croûte d'aspect rupiacé, et lorsque l'enfant fut vue le 12 novembre, ces croûtes existaient encore.

Les parents déclarent que l'enfant a beaucoup maigri, et que depuis quelques jours une éruption avait paru sur toute la peau.

Cette éruption ressemble à une syphilide papulo-vésiculeuse.

Ganglions axillaires et cervicaux engorgés et indolents.

Quelques plaques muqueuses à la face interne des grandes lèvres.

Teint cachectique prononcé.

Un traitement mercuriel prescrit et surveillé par nous pendant plus de deux mois, la débarrassa complètement de tous les accidents syphilitiques.

Mais quelques semaines après, elle fut prise de méningite et succomba.

Obs. III. — P.... (L.), âgé de neuf mois, né de parents sains. Cet enfant fut vacciné à l'Académie, le 19 août 1865, par six piqûres.

Six pustules vaccinales de bon aspect se développent et suivent d'abord une marche régulière. Les croûtes se forment, mais au lieu de laisser après leur chute une cicatrice, on voit se former au niveau de *deux* des piqûres du bras gauche seulement, de nouvelles croûtes qui tombent à leur tour et laissent au-dessous d'elles des plaies dont la cicatrisation ne se fait qu'au bout d'un mois et demi environ.

Lorsque cet enfant fut vu le 13 novembre 1865, il offrait un aspect général excellent, il était gros et fort (sa mère le nourrissait de son lait). Toutefois il était d'un pâle tirant un peu sur le jaune. On le fit déshabiller, et on constata quelques *plaques muqueuses* autour de l'anus.

Un peu de *roséole*. *Ganglions axillaires* engorgés à droite et à gauche :

On le réexamine le 17 novembre. La roséole s'est généralisée.

M. le docteur *Belouinot* est consulté et n'hésite pas à reconnaître une syphilis vaccinale.

Le 24, l'enfant est présenté à M. Ricord qui, pressé l'examine un peu vite, et constate cependant *l'éruption roséolique*, et quelque chose qui ressemble à des plaques muqueuses au pourtour de l'anus; mais le développement les ganglions axillaires lui échappe, *l'accident primitif* du bras est guéri, et il se contente de proposer un *point d'interrogation*.

Disons que depuis, nous avons revu plusieurs fois cet enfant, dont les ganglions cervicaux étaient engorgés et dont les plaques anales étaient on ne peut plus évidentes. Si M. Ricord avait pu l'examiner comme nous, son point d'interrogation n'aurait pas tardé à se changer en certitude.

Cet enfant n'a que trop malheureusement une syphilis vaccinale.

Traité comme les autres, la guérison a été complète.

Obs. IV. — D... (Berthe), âgée de 8 mois. Cette enfant est née de parents sains, ayant déjà eu plusieurs enfants tous vivants et parfaitement bien portants.

Elle fut vaccinée à l'Académie, le 19 août 1865, par six piqûres.

L'éruption vaccinale marcha régulièrement, et vers la fin du dixième jour, l'employé chargé de recueillir du vaccin pour le service de l'Académie, vint en prendre sur cette enfant.

Les cicatrices vaccinales s'étaient fermées *lorsque un mois* environ après la vaccination, apparaissent au niveau des *deux* cicatrices supérieures du bras gauche des ulcérations qui se couvrent de croûtes épaisses et verdâtres. Ces croûtes tombent et sont remplacées par d'autres. Puis l'enfant dépérit rapidement.

Lorsqu'elle fut examinée le 14 novembre, il y avait encore des croûtes qui ressemblaient à des croûtes d'*ecthyma*.

Toute la peau était couverte de *roséole*.

A l'entour de l'anus commençaient à paraître des *plaques muqueuses, ganglions axillaires* et *cervicaux* engorgés et indolents.

Enchifrènement. Un peu de larmoiement.

La mère allaite son enfant.

Guérison complète à la suite d'un traitement mercuriel longtemps continué.

Quelque temps après, cette petite fille fut prise d'une angine de mauvaise nature, et succomba.

Obs. V. — P. (Berthe), âgée de huit mois. Cette enfant est née de parents sains, est vaccinée à l'Académie le 19 août 1865, par six piqûres.

L'éruption vaccinale marche régulièrement, le neuvième jour elle fournit du vaccin à M. le docteur Saurel qui vaccine M. X...

Du vingt-septième au vingt-huitième jour, tout paraît terminé. Mais tout-à-coup, quelques jours après la chûte des croûtes à la formation des cicatrices (un mois environ après la vaccination), une pustule apparaît au niveau de chacune des deux cicatrices supérieures du bras gauche. Les parents se réjouissent de voir le vaccin reprendre. Leur médecin averti croit à une bonne fortune vaccinale, prend du liquide dans ces boutons et vaccine deux enfants.

Cependant les nouveaux boutons s'ulcèrent, puis se recouvrent d'une croûte qui en tombant laisse à découvert une large plaie.

L'enfant dépérit rapidement de manière à être remarqué par les amis de la famille qui accusent la mère de donner du mauvais lait à son enfant, et c'est sur ce reproche qu'elle se décide à cesser l'allaitement.

Lorsque l'enfant fut examiné le 14 novembre, il présentait au niveau de l'une des piqûres une énorme croûte semblable à une croûte d'ecthyma.

Ganglions sous-axillaires et cervicaux engorgés, indolents.

Roséole.

Un traitement est institué, continué pendant plusieurs semaines et la guérison est obtenue.

Obs. VI. — A... Parents sains. Enfant vacciné à l'Académie le 19 août.

Voici les renseignements fournis par les parents.

Les boutons de vaccin se sont bien développés, mais ont suppuré longtemps.

Pendant un mois, du milieu de septembre, au milieu d'octobre, le corps de l'enfant a été couvert de taches rouges qui attirèrent si particulièrement l'attention de la mère que croyant son enfant mordu chaque nuit par des puces et punaises, elle secouait chaque matin tous les objets de la couchette.

Lorsque l'enfant fut examiné le 14 novembre, rien d'anormal n'existait au bras, mais engorgement indolent des ganglions de la région cervicale postérieure.

Quelques taches cuivrées sur la peau.

Traitement et guérison.

Obs. VII. — L... (Jules), âgé de quatre ans. Parents sains. Enfant vacciné à l'Académie, le 19 août 1865. Sur six piqûres, quatre seulement donnent naissance à des pustules vaccinales.

Trois semaines après l'inoculation, la mère vit apparaître au niveau *de l'une des piqûres qui jusqu'à cette époque n'avait rien donné,* un bouton qui perça, laissa à découvert une petite plaie qui s'élargit pendant trois semaines environ, donna du pus et se couvrit d'une croûte qui tomba, puis se renouvela.

Vers le 13 novembre, lorsque l'enfant fut examiné, la cicatrice de l'ulcère du bras était presque formée ; mais le corps de l'enfant était couvert de *roséole.*

Ganglions sous-axillaires et cervicaux *engorgés.*

Cet enfant avait fourni du vaccin pour d'autres vaccinations dont nous n'avons pu connaître les résultats. Quant à lui, il a subi un traitement spécifique et s'est rétabli.

Obs. VIII. — G... (G.) Enfant vacciné le 19 août à l'Académie.

L'éruption vaccinale marche rapidement, en quinze jours elle est presque terminée, lorsque, du vingtième au vingt-neuvième jour des ulcérations se forment au niveau des piqûres ; ces ulcérations suppurent. Des croûtes se forment. Le corps de l'enfant se couvre de taches jaunâtres (au dire de la mère). Le dépérissement est prompt, et l'enfant *meurt* rapidement. Aucun traitement spécifique n'avait été employé.

Au huitième jour de l'éruption vaccinale, on avait recueilli du vaccin sur des plaques. Nous ne savons pas s'il a été employé et ce qu'il a produit.

Obs. IX. — S... (André), *mort* à sept mois. Pas de renseignements sur les parents.

La mère est morte peu de temps après son enfant et l'on ignore ce qu'est devenu le père.

Voici les renseignements fournis par une personne ayant pris soin de l'enfant pendant les deux derniers mois de son existence.

C'était un enfant très beau et très bien portant *(un colosse)* lorsque le 19 août il fut conduit à l'Académie pour y être vacciné.

L'éruption vaccinale se développa comme à l'ordinaire, s'accompagnant toutefois d'une inflammation très vive et d'un engorgement phlegmoneux sous-axillaire.

Plus tard, à la place des boutons de vaccin apparaissent de petites plaies ulcéreuses qui se recouvrent de croûtes ; sur le corps de l'enfant apparaissent des taches rouges ; il dépérit si rapidement que la mère, après une absence de trois semaines passées à l'hopital, eut de la peine à reconnaître son enfant.

Quelques jours après, c'est-à-dire deux mois après la vaccination l'enfant mourut emporté par une diarrhée qui survint dans les derniers jours.

Aucun traitement spécifique n'avait été fait.

Voici maintenant ce que j'ai pu savoir sur le sort des 33 ouvriers de l'administration militaire. A la suite de renseignements demandés à l'autorité compétente, il nous fut répondu, le 24 octobre 1865, par l'officier d'administration, commandant la deuxième section, que tous les militaires vaccinés le 19 août étant encore présents, avaient été visités par M. le docteur Bégin, chargé du service de santé, et que rien n'avait été constaté qui pût faire croire que le vaccin employé avait été nuisible.

J'étais rassuré de ce côté, et j'espérais qu'ils avaient échappé au danger, lorsque le mois suivant, je reçus la lettre que voici de M. le docteur C. Londe :

« Cher Maître,

« Je viens de recevoir dans mon service au Val-de-Grâce trois militaires dont le billet d'admission porte comme diagnostic : *Intoxication syphilitique déterminée par la vaccination opérée à l'Académie.* Vous serait-il agréable de voir ces malades ? Si oui, dites votre jour et votre heure.... »

Je n'ai pas besoin de dire que dès le lendemain matin j'étais à l'hopital militaire, et là je fus mis en présence des trois hommes signalés. Tous les trois portaient sur les bras, à l'endroit des inoculations des restes de *chancres indurés,* chez tous, le corps était couvert de taches syphilitiques les plus évidentes.

Les ganglions cervicaux et axillaires étaient indolents et engorgés. Aucun n'avait eu la syphilis avant la vaccination. Mais il était impossible de conserver le moindre doute sur la nature de l'affection dont ils étaient atteints. Ils furent soumis à un traitement mercuriel et j'ai appris depuis qu'ils avaient complètement guéri.

En même temps que je recherchais les enfants vaccinés, je voulus trouver ceux sur lesquels on avait pris le vaccin et j'y parvins.

L'un, le nommé R.., demeurant rue Saint-C.., fut trouvé vivant et très bien portant. Sa mère se souvient parfaitement que le vaccin pris sur lui a servi à vacciner presque tous les militaires. Elle croit se rappeler qu'il a été employé concurremment avec celui de l'autre enfant pour inoculer un ou deux enfants.

L'autre vaccinifère C..., âgé de huit mois, demeurant rue Z..... ne put être examiné. Il était mort le lendemain du jour où il avait fourni du vaccin à l'Académie. La mère me déclara qu'il avait été pris brusquement d'une diarrhée cholériforme à laquelle il avait succombé. Voici les renseignements qu'elle me fournit en même temps. Il était né dans un département du Midi, et jusqu'à quatre mois il aurait été bien portant. A cette époque, ses parents durent quitter la province pour venir à Paris. Il fut alors confié aux soins d'une nourrice du pays et mis sous la surveillance de quelques amis.

Mais, quelque temps après, la mère fut prévenue qu'elle ne pouvait plus laisser son enfant chez la femme qui le nourrissait, et qu'elle devait le reprendre au plus tôt. On alléguait que la nourrice avait une mauvaise conduite, on la supposait atteinte d'une affection suspecte. Elle partit immédiatement et alla chercher son enfant, qu'elle trouva en très mauvais état. Il était couvert de taches et de boutons et avait quelques ulcérations aux aines et aux parties génitales. De retour à Paris et après quelques soins qui améliorèrent un peu la situation, elle le fit vacciner à l'Académie, le 12 août 1865, et c'est le 19 qu'il fournit le vaccin. Au dire de la mère et de l'employé, les pustules, qui s'étaient développées très régulièrement, n'offraient aucun caractère qui pût les faire suspecter : et quand on les ouvrit, on fit en sorte qu'il ne s'écoula pas de sang. C'est avec lui qu'on vaccina les neuf enfants, M. X.., et quelques militaires.

La mère avait de tels soupçons sur la santé de son enfant, que ses premières paroles, quand elle reçut ma visite et celle de M. Lanoix, furent les suivantes : *Est-ce qu'il aurait donné du mal aux autres.*

Tout commentaire serait inutile après une telle série d'observations. On peut donc affirmer, preuves en mains, que des enfants parfaitement sains en apparence peuvent avoir la vérole et la transmettre en fournissant du vaccin.

Si nous entrons dans un ordre d'idées autre que la vaccination humaine et des dangers qu'elle présente au point de vue de la transmission de la syphilis, examinons la vaccination animale sous le rapport de sa force préservatrice.

La supériorité du vaccin animal à cet égard n'a jamais été contestée.

Les pustules provenant du cow pox sont plus volumineuses et entourées d'un cercle inflammatoire beaucoup plus accentué, et ce n'est pas seulement sur les caractères de l'éruption que se dévoilent les avantages de la vaccine animale. Avec elle on retrouve la fièvre d'incubation, et surtout celle qui, du temps de *Jenner*, accompagnait la période de suppuration. Déjà, depuis longtemps, nous ne la connaissons pour ainsi dire plus.

On peut du reste affirmer que le vaccin transmis par une longue suite de vaccinations de bras à bras, donne des résultats s'amoindrissant graduellement.

Tous les avantages sont donc en faveur de la vaccine animale.

Si nous passons chez nos voisins afin de nous renseigner sur ce que devient la vaccine animale à l'étranger, nous trouvons une communication à l'Académie de Médecine de Belgique, communication dans laquelle Monsieur Warlomont étudie l'introduction de la vaccine animale en France. Puis il y retrace l'historique de cette méthode en Italie où elle est pratiquée avec succès depuis plus de soixante-dix ans déjà.

Passant en revue les avantages qu'elle procure, il examine :

1° Si elle doit fournir du vaccin pur *sans mélange d'aucun principe diathésique transmissible du vaccinifère au vacciné.*

2° Si le virus recueilli sur sa terre native est plus actif, plus constant dans ses effets, plus propre que le vaccin ordinaire à créer une longue immunité et susceptible de régénérer le vaccin humain dont la déchéance progressive est proclamée de toutes parts.

3° Si l'on peut créer une source intarrissable de vaccin capable en tout temps aux besoins qui peuvent se manifester.

A toutes ces questions il répond d'une manière affirmative, et toutes parlent en faveur de la vaccination animale.

La vaccination animale, dit-il, logique dans son principe, d'une application large et facile, commode au médecin dont elle dégage la responsabilité, pleine de sécurité pour les familles inquiètes, offrant à la pratique d'inépuisables ressources, la vaccination animale trace doucement sa route ; elle est et restera la corrollaire naturel de l'immortelle découverte de Jenner, et malgré une opposition qui n'est opiniâtre que parce qu'elle est aveugle, elle prendra la première place dans cette œuvre prophylactique qui est une des plus brillantes conquêtes de la médecine contemporaine.

1° L'Académie de Médecine de Belgique a reconnu l'utilité et même la nécessité de régénérer le vaccin.

2° Qu'un moyen réellement pratique d'obtenir cette régénération consisterait dans l'application la plus large de la vaccination animale, fondée sur l'inoculation du cow pox spontané à des génisses, sur lesquelles les produits de cette inoculation seraient incessamment entretenus par les produits récemment introduits dans la science.

Dans tous les pays, la vaccination animale fait des

progrès et des adeptes, en raison des avantages énormes qu'elle présente à tous égards.

1° Facilité d'entretenir du vaccin pour parer aux éventualités d'une épidémie.

2° Imposibilité de transmettre la syphilis, on sait que toutes les expériences possibles ont été tentées sans résultat pour transmettre la syphilis aux individus de l'espèce bovine.

3° Succès certains dans une bien plus grande proportion 98,2 pour 100, au lieu de 76 pour 100

Il nous reste maintenant à examiner différentes observations à propos de la transmission de la scrofule par le vaccin.

OBSERVATIONS

Jules L.... Le sujet vaccinifère présentait les apparences d'une santé robuste, gros, joufflu, gai, la mère ne présente aucun indice de scrofule.

INOCULATION DU VACCIN A CINQ ENFANTS

RÉSULTATS

ENFANT N° 1. — Jeanne M..., sujet sain, 11 mois, n'a jamais eu la moindre indisposition, vacciné le 14 juin 1883, 30 jours après la vaccination se déclara une blépharite bien caractérisée, puis une suppuration abondante et surtout opiniâtre. Après douze jours d'un raitement infructueux, le hasard me met en présence du père dont l'enfant a fourni le vaccin; il est atteint de strabisme, et me raconte en outre qu'un de ses enfants est atteint d'une tumeur blanche, suite d'une entorse. J'étais édifié et prescrivis immédiatement à mon sujet un léger traitement iodé pour combattre l'affection que je reconnaissais scrofuleuse. Trois jours après ce traitement, l'affection avait disparu. Depuis lors, elle reparait à peu près régulièrement et cède toujours au même traitement.

ENFANT N° 2. — Léon E..., 7 mois, père et mère sanguins, a toujours été bien portant.

Vacciné le même jour que le précédent. Trois mois plus tard, le 20 septembre), il est atteint d'otorrhée avec un commencement) de carie, qui, actuellement mars 1885, n'est pas encore complètement guéri, malgré un traitement iodé tant interne qu'externe. Injections iodées, etc.

ENFANT N° 3. — Pauline H..., deux ans et demi. Sujet paraissant sain quoique douteux, père et mère n'offrant pas les apparences de santé parfaite. Dix jours après la vaccination quelques glandes se montrent au cou.

Les parents n'attachent aucune importance et se contentent de ui faire garder la chambre. La seconde nuit l'enfant est atteinte ldu croup et meurt dansla matinée avant qu'un médecin puisse être prévenu.

ENFANT N° 4. — Alphée Bl..., 3 ans et 3 mois, père et mère de constitution vigoureuse, a déjà été vacciné deux fois sans résultat; jamais n'avait eu la moindre indisposition, vacciné le 14 juin 1883 il a présenté vers le 15 août les symptômes suivants : à la suite d'un léger coup de griffe d'un jeune chat à la partie médiane du maxillaire inférieur, gonflement des glandes du cou, très-forte induration, puis est venu une suppuration abondante qui n'a pas duré moins d'un mois, et enfin une cicatrisation malheureusement très visible.

J'ai depuis interrogé tous les ascendants de cet enfant, aucun d'eux n'a connaissance d'aucun accident scrofuleux dans la famille.

ENFANT N° 5. — Louis M..., 6 mois.

Cet enfant a quitté la localité il y a environ un an (avril 84). Ses parents sont fixés depuis ce temps dans le Pas-de-Calais. Jusqu'à son départ, rien d'anormal n'avait paru. Mais je viens, il y a quelques jours, d'apprendre qu'il était atteint de tuberculose du mésentère (carreau) et arrivé à un état presque désespéré. Je ne pourrais affirmer que le vaccin est bien la cause de son affection, étant donné la fréquence même de cette affection, mais je suis tenté d'y croire, car cet enfant a été élevé dans les mêmes conditions de nourriture et d'hygiène que cinq de ses aînés dont aucun n'a été atteint de la même affection.

Les accidents relatés dans cette série d'observations m'imposaient la réserve la plus complète, la défiance la plus grande envers le vaccin humain. La variole elle-même avec tous ses dangers, me paraissait un bienfait, si je la comparais aux conséquences de la scrofule introduite dans les familles sous forme de vaccine et dans un but de préservation. Je considérai dès lors comme un devoir de propager la vaccination animale dans toute la mesure de mes faibles moyens ; trop heureux, si je puis préserver des souillures possibles de la vaccine humaine, un certain nombre de ces pures santés malheureusement trop rares pour notre pays

IV

Il nous reste à examiner maintenant le côté pratique de la possibilité d'installer et de faire fonctionner dans notre beau département un office de vaccination animale.

Prenons pour début

LA PRODUCTION DU VACCIN

Un local spécial est indispensable ; il doit être agencé de manière à contenir trois ou quatre génisses séparées par des cloisons. Le local doit être entretenu avec les soins de propreté les plus minutieux, et pourvu d'appareils permettant d'y maintenir une température de serre chaude, soit 30 degrès. Le local doit en outre être assez grand pour y installer une table spécialement construite pour y pratiquer l'inoculation des génisses et y faire la récolte de vaccin.

De quatre en quatre jours, l'inoculation doit être pratiquée sur une génisse de façon à pouvoir toujours en avoir une en état de fournir du vaccin.

Il est nécessaire d'opérer sur des génisses de 2 à 3 mois, bien portantes, se nourrissant bien ; en un mot, réunissant toutes les conditions désirables pour cette destination.

L'animal ayant été préalablement rasé sur l'une ou l'autre, et au besoin sur les deux parties inférieures de l'abdomen, et sur une surface de 4 à 5 décimètres carrés, on inocule à cet endroit par 40, 50 et même 60 piqûres ou incisions du vaccin provenant d'une autre génisse et voici comment la chose se passe généralement.

1er jour. — Inoculation.

2e jour. — Rien de particulier.

3e jour. — Un peu de chaleur se manifeste à la peau et surtout aux oreilles, l'animal ne change pas d'allures et a toujours bon appétit.

4e jour. — Une petite papule se montre au niveau de chaque piqûre ou incision, on peut la sentir sous le doigt et la voir à l'œil nu ; il y en a en même temps un peu de rougeur de gonflement. l'état de l'animal reste bon.

5e jour. — Les papules qui la veille étaient petites se montrent parfaitement dessinées au niveau de chaque piqûre, elles sont généralement du volume d'une grosse tête d'épingle, aplaties, douloureuses à la pression, et intéressant l'épaisseur du derme. L'état général de l'animal se maintient.

6e jour. — On peut généralement prendre du vaccin pendant 48 heures et plus et il est assez abondant pour pratiquer un très grand nombre de vaccinations ou de revaccinations On peut également le recueillir sur des plaques ou dans des tubes pour servir au même usage.

La dessiccation des boutons de vaccine commence généralement du 8e au 10e jour, l'animal peut ensuite être rendu à la boucherie.

Notons en passant que ces génisses ne perdent aucune qualité pour l'alimentation, mais que pour les maintenir dans leur bon état primitif, il est indispensable de leur donner une alimentation abondante et de premier choix, consistant en lait pur et non écrémé et en jaunes d'œufs frais.

Le mode de production du vaccin étant décrit, nous passons à la question la plus importante.

V

L'APPLICATION DE LA VACCINATION ANIMALE

Commençons par citer le texte du décret qui rend la vaccine obligatoire pour les enfants qui fréquentent les écoles maternelles.

DÉCRET DU 21 MARS 1855

ART. X

Aucun enfant n'est reçu, même provisoirement par la directrice dans une salle d'asile publique ou libre s'il n'est pourvu d'un certificat de médecin, dûment légalisé, constatant qu'il n'est atteint d'aucune maladie contagieuse *et qu'il a été vacciné*.

La loi du 28 mars 1882, en consacrant l'instruction primaire obligatoire a créé en même temps l'obligation pour la vaccine. Un enfant de 6 à 13 ans, ne peut fréquenter les classes publiques ou libres sans avoir été vacciné. Cette sage mesure de précaution contre la variole, nécessite un complément de précautions contre les maladies ou mieux contre les accidents qui peuvent résulter de la vaccine et qui sont, je le répète la Syphilis, la Scrofule et l'Infection Dartreuse. La seule mesure capable d'éviter ces accidents et de calmer les craintes bien légitimes des familles à ce sujet, consiste à appliquer, à propager la vaccination animale dans toute la mesure du possible.

A cet effet, un office vaccinogène, dirigé avec tous les soins minutieux que réclame une pareille institution pourrait avoir pour mission :

1° De fournir du vaccin aux médecins et sage-femmes du département.

2° De faire vacciner au moins une fois chaque année, et dans chaque chef-lieu de canton, tous les enfants indigents, au moyen du cowpox pris directement sur la génisse.

3° De pratiquer également et aussi à titre gratuit les revaccinations pour les indigents.

4° De revacciner chaque année dans les localités assez importantes, les enfants qui entrent dans les écoles communales.

5° De fournir également pour les divers services de l'Etat et des villes, lycées, collèges, hospices, asiles manufactures de l'Etat, prisons, maisons centrales, etc. etc., le vaccin nécessaire aux revaccinations, ou même pratiquer ces revaccinations.

En un mot, mettre la vaccine à la portée de tous, et la faire accepter avec une confiance qui a cessé depuis longtemps déjà d'appartenir entièrement à la vaccination humaine.

Fournissez du vaccin à la naissance d'un enfant, à son entrée dans les écoles et à son arrivée sous les drapeaux, fournissez surtout du vaccin animal et vous aurez non seulement préservé nos populations de la variole mais encore d'affections plus graves avec tout le cortège de misères qu'elles engendrent.

VI

DE LA VACCINE OBLIGATOIRE

La statistique parle haut en faveur de l'obligation de la vaccine. Citons les résumés du docteur A. J. Martin qui nous indiquent combien de sujets sur un million d'habitants ont succombé à la variole de 1868 à 1873.

Avec la vaccination facultative :

Pays-Bas. — 5724 par million d'habitants.
Prusse. — 5767 » »

Avec la vaccination obligatoire :

Angleterre. — 2376 par million d'habitants.
Bavière. — 2219 » »
Ecosse. — 1534 » »
Suède — 1339 » »

Obligatoire dès 1807 en Bavière ;
» 1816 en Suède ;
» 1818 dans le Wurtemberg ;
» 1867 en Angleterre ;
» 1871 pour l'Irlande ;
» 1868 pour la Suisse ;
Et enfin 1874 pour toute l'Allemagne.

Dans tous les autres pays, nous dit le Dr Warlomont la vaccination n'est soumise qu'à une réglementation particulière plus ou moins rigoureuse, plus ou moins bien surveillée. Il importe d'ailleurs de remarquer qu'à part la Bavière et jusqu'à un certain point la Suède, la vaccination obligatoire est loin d'être en général réalisée suivant les prescriptions de la loi.

Et cependant, l'épidémie de variole partie de la France, qui, il y a seize ans, a envahi successivement l'Europe entière, a montré l'importance qu'il faut attacher à une obligation précoce et générale de la vaccine. Les faits parlent d'eux mêmes ; depuis 1867 le nombre des décès de variole à Paris s'élevait de plus en plus chaque année ; de 301 en 1867 il était de 605 en 1868 et de 723 en 1869, lorsque sous l'influence de la guerre, il atteignit pour les deux années 1870-1871, le chiffre de 15,421, alors que les décès occasionnés par les blessures pendant les deux sièges de Paris furent au nombre de 4.862. La France la première, subit cette épidémie, et d'après le rapport de Monsieur Vacher il n'y a pas d'exagération à porter à 200.000 (1) le nombre de décès que la variole y occasionna à cette époque. Par suite sans doute de la réunion des masses militaires considérables dans les divers États, par suite du grand nombre de prisonniers de guerre internés, la variole se propagea de plus en plus.

Si nous comparons encore la mortalité causée par la variole pendant les cinq années qui comprennent l'épidémie nous trouvons comme il est dit plus haut que : alors qu'en Suède où la vaccination est obligatoire, le nombre de décès est resté à 1339, en Hollande où la vaccination est facultative elle s'est élevée à 5.721 par million d'habitants.

Il est à remarquer que ces chiffres n'indiquent rien de relatif à la *revaccination* obligatoire. A quel résultat n'arriverait-on pas lorsque la préservation sera renouvelée au fur et à mesure que s'épuisera l'immunité ?

La revaccination doit être le complément de la vaccination si l'on veut obtenir des résultats complets, et si l'une et l'autre devenaient obligatoires ou du moins étaient propagées avec tous les soins dont elles sont dignes, si sourtout on appliquait la vaccination animale et la revaccination sur des bases aussi larges que possibles, notre pays verrait en peu d'années disparaître la variole et diminuer la scrofule.

Peut-être rencontrerons-nous cette singulière objection tant de fois reproduite ; L'obligation de se faire vacciner porterait atteinte à la liberté individuelle. A notre tour nous répondons que la liberté de répandre des maladies contagieuses est l'une de celles que le salut commun ordonne le plus de réfréner. Aucune affection n'est plus contagieuse que la variole, l'obligation de se sauvegarder par une mesure sans danger ne saurait donc être considérée comme vexatoire. et si le devoir d'un Etat ne consiste pas à imposer la vaccine, il consiste du moins à garantir le reste des citoyens de la variole, et ce résultat ne peut être obtenu que par une vaccination forcée de quelques individus qui en rejetant la vaccine s'exposent à communiquer la variole à leurs concitoyens.

La vaccination animale, il est vrai, fera de plus en plus disparaître, les craintes bien fondées du reste, et les diverses objections soulevées à propos de la vaccine humaine. Le vaccin animal mis à profusion à la disposition des intéressés, fera disparaître la variole, et réduira à son minimum cette maladie, qui lorsqu'elle règne en épidémie est une véritable calamité publique.

Peut-être la prophylaxie n'a-t-elle pas dit son dernier mot. L'illustre Pasteur nous dotera peut-être encore de découvertes aussi précieuses que ses précédentes, mais, en matière de vaccination, la sécurité peut être facilement acquise, des milliers de vies peuvent être sauvées, et c'est ici que s'impose la nécessité d'un service départemental de vaccin animal. Nous n'avons pas attendu que le choléra soit chez nous pour établir des lazarets et des quarantaines, n'attendons pas non plus que la variole éclate pour lui opposer nos moyens de défense les plus utiles, j'ai dit la vaccination animale.

L'étude et le recueillement sont de bons guides pour nos gouvernants, pour nos représentants, mais quand on suppute le nombre de vies perdues par de trop sages lenteurs en matière de vaccination, il es bien permis de demander la création de moyens nouveaux pour les sauver.

VII

En résumant dans ce court exposé les incontestables avantages du vaccin animal comparé au vaccin humain, mon but était d'attirer l'attention des pouvoirs publics sur cette question qui intéresse à un si haut degré la santé de nos populations.

Mes efforts ont obtenu un succès complet.

Le conseil général du Nord a dans sa séance du 25 Août 1886, inscrit au budget départemental un crédit de 6.000 francs pour mettre à la disposition de tous les médecins et sage-femmes du département du vaccin animal.

Désormais il sera facile aux départements de la région de s'assurer les mêmes avantages par un léger sacrifice pécunier. Ce sacrifice ils n'hésiteront jamais à se l'imposer quand il s'agira de l'hygiène et de la santé de nos enfants.

Ils travailleront ainsi à l'avenir de la France.

Février 1887.

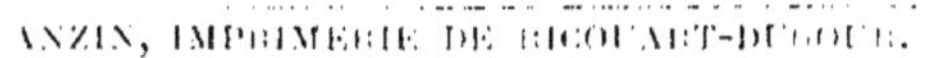

ANZIN, IMPRIMERIE DE RICOUART-DUGOUR.

www.ingramcontent.com/pod-product-compliance
Lightning Source LLC
LaVergne TN
LVHW052013160826
845678LV00003B/1041
* 9 7 8 2 3 2 9 6 5 8 7 6 6 *